UNE PAGE D'HISTOIRE DE LA MÉDECINE

LA

THÉRAPEUTIQUE

SOUS LES PREMIERS CÉSARS

PAR

R. LÉPINE

PROFESSEUR A LA FACULTÉ DE MÉDECINE DE LYON

CORRESPONDANT DE L'INSTITUT

PARIS

ANCIENNE LIBRAIRIE GERMER BAILLIÈRE ET Cie

FÉLIX ALCAN, ÉDITEUR

108, BOULEVARD SAINT-GERMAIN, 108

1890

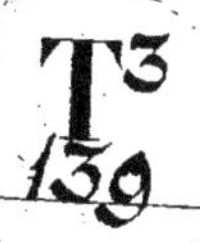

UNE PAGE D'HISTOIRE DE LA MÉDECINE

LA

THÉRAPEUTIQUE

SOUS LES PREMIERS CÉSARS

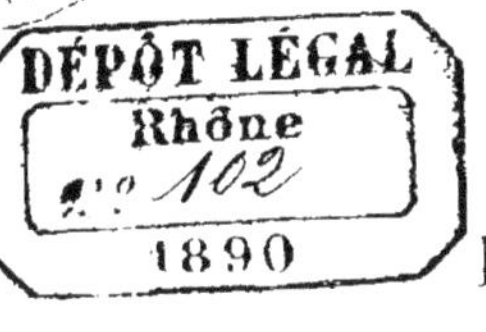

PAR

R. LÉPINE

PROFESSEUR A LA FACULTÉ DE MÉDECINE DE LYON

CORRESPONDANT DE L'INSTITUT

PARIS

ANCIENNE LIBRAIRIE GERMER BAILLIÈRE ET Cie

FÉLIX ALCAN, ÉDITEUR

108, BOULEVARD SAINT-GERMAIN, 108

1890

LA

THÉRAPEUTIQUE

SOUS LES PREMIERS CÉSARS

DISCOURS

Prononcé

A LA SÉANCE SOLENNELLE DE RENTRÉE DES FACULTÉS DE LYON

LE 4 NOVEMBRE 1889

Des diverses branches de la médecine, l'hygiène et la thérapeutique sont celles qui offrent pour l'homme l'intérêt le plus immédiat, car la première a pour objet de prévenir la maladie, et la deuxième de la guérir. Je n'ai pas qualité pour vous parler de l'hygiène, surtout en présence d'un des hommes éminents qui, dans notre pays, la représentent avec le plus d'autorité[1];

[1] M. le médecin inspecteur Vallin, directeur de l'École de santé militaire.

aussi ai-je songé à mettre sous vos yeux un fragment de l'histoire de la thérapeutique. — J'ai choisi une des époques où la civilisation a été le plus florissante, l'ère des premiers Césars, et je vais rechercher ce qu'était l'art de guérir au moment où les lettres et la philosophie brillaient d'un si vif éclat.

§ I. — Jusque vers la fin de la République, la médecine à Rome était restée dans l'enfance. De science médicale il n'existait pas trace, et la pratique ne connaissait d'autre guide que l'empirisme le plus grossier. Mais, après la conquête de l'Orient, lorsque, suivant l'expression d'Horace, la Grèce, ayant dompté ses vainqueurs, fit en quelque sorte renaître sur le sol italien sa civilisation, ses arts et sa science, bon nombre de médecins traversèrent l'Adriatique à la suite des rhéteurs et des artistes, empressés comme eux à tirer parti de leurs talents dans la capitale du monde. Tels furent Asclépiade, l'ami de Cicéron, qui commença par enseigner la rhétorique et devint par son habileté le type du médecin à la mode; Thémison, son élève; Soranos, d'Éphèse; plus tard, Arétée, de Cappadoce, et l'illustre Galien.

Beaucoup de leurs ouvrages ne sont point arrivés jusqu'à nous; mais ce qu'il en reste suffit pour permettre de reconstituer fort exactement l'état des connaissances médicales dans les deux ou trois premiers siècles de notre ère. Aux médecins que je viens de citer il convient d'ajouter Celse, bien qu'il n'ait ni professé ni pratiqué la médecine, car il nous a conservé, dans une encyclopédie médico-chirurgicale d'un style aussi clair que précis, la substance de beaucoup d'ouvrages grecs aujourd'hui perdus [1]. Celse n'est pas le seul écrivain s'étant assimilé les connaissances techniques d'un métier sans l'avoir exercé.

On trouve dans Celse et dans Galien l'indication des principaux remèdes usités de leur temps; mais, pour en avoir l'inventaire complet, il faut recourir à l'*Histoire naturelle* de Pline et surtout au *Traité de matière médicale* de Dioscoride, ouvrages qui ont joui d'une grande réputation au moyen âge, et même jusque dans les temps modernes [2].

Des trente-sept livres que comprend sa volumineuse *Histoire naturelle*, Pline en consacre plus de douze aux substances servant de remèdes, et qui sont fournies par les plantes cultivées et sauvages, par les herbes et les graines, par les eaux et par les animaux terrestres et aquatiques. Il cite plus de six cents plantes, et rapporte une quantité presque innombrable de recettes, quelques-unes fort bizarres, pour ne pas dire plus. Aussi la partie médicale de l'*Histoire naturelle* a-t-elle été très sévèrement appréciée par les savants les plus compétents : « La thérapeutique de Pline, dit Littré, est un ramassis d'absurdités et de superstitions [3]. » Il n'est pas possible de faire appel de ce jugement ;

[1] Voir Celse : Laboulbène, *Revue scientifique*, 1884, 2e semestre, p. 682.

[2] L'*Histoire naturelle* de Pline a eu un grand nombre d'éditions. Le traité de Dioscoride a été aussi maintes fois réimprimé. Un célèbre médecin vénitien du seizième siècle, Mattioli, y a ajouté des commentaires.

[3] Préface de l'*édition de Pline* de la collection Nisard.

et cependant nous trouvons intérêt et profit à lire l'*Histoire naturelle;* car, à défaut de mérite scientifique, elle a au moins l'avantage de nous renseigner à merveille sur les croyances populaires et les préjugés de la société romaine. Pour en trouver de nos jours d'aussi étranges, en Europe, il faudrait interroger les paysans des contrées les moins civilisées [1].

Tout autre est l'ouvrage si réputé de Dioscoride, qui fut médecin militaire sous Néron et Domitien. Sauf qu'il fait mention, comme celui de Pline, de la « crasse d'athlète » comme médicament émollient, et des punaises, comme un remède contre la fièvre quarte, on n'y trouve rien de bien choquant pour nous. Dioscoride traite surtout des plantes [2], car celles-ci constituaient alors la plus grande partie de la pharmacopée, et en décrit environ cinq cents — ce sont à peu près les mêmes que

[1] On en jugera par le passage suivant que je prends au hasard dans la traduction de Littré, et où il est question des vertus thérapeutiques de l'hyène : « La partie gauche de la cervelle de cet animal, appliquée au nez, adoucit les maladies pernicieuses, la peau du front préserve des fascinations. La chair du cou, soit mangée, soit séchée et prise en boisson, guérit les douleurs des lombes; les barbes, approchées des lèvres d'une femme, sont un philtre amoureux. Le foie donné en breuvage délivre des tranchées et des calculs. Le cœur pris en aliment et en boisson est un remède pour toutes les douleurs du corps; la rate est un remède pour celles de la rate; l'épiploon avec de l'huile guérit les ulcères enflammés; la moelle, les douleurs de l'épine et les courbatures; les nerfs des reins, pris en boisson dans du vin avec de l'encens, restituent la fécondité enlevée par un maléfice. » (Livre XXVIII, paragr. 27.) Je m'arrête. Dans les pages suivantes, il est beaucoup de passages qu'il me serait impossible de reproduire ici, même dans le texte latin.

[2] A ce moment la botanique était une science relativement fort avancée. Déjà, depuis trois siècles, Théophraste, l'élève favori d'Aristote, en avait posé les fondements par ses deux ouvrages sur la vie des plantes et sur leur génération, qui sont d'un prix inestimable pour l'histoire. Aristote lui confia le Jardin botanique et la direction du Lycée, quand, pour se

celles qui sont citées par Pline — avec la mention de leur provenance et de leur usage médical [1]. La plupart ne sont plus employées, et leur nom a changé ; aussi est-il fort difficile de les reconnaître. Néanmoins, un savant de notre ville, à la fois érudit de premier ordre et botaniste consommé, le docteur Saint-Lager, y est parvenu pour la grande majorité d'entre elles [2].

La préparation des vins médicamenteux prend une grande place dans l'œuvre de Dioscoride. En effet, ne possédant ni l'alcool, ni l'éther, les anciens n'avaient à leur disposition que le vin pour extraire les principes actifs des plantes. Parmi les centaines de préparations de ce genre, mentionnées par Dioscoride, il en est une, recommandée dans les maladies gastriques, et qu'on obtenait par macération d'un estomac de lièvre

soustraire à l'accusation d'impiété, il prit le parti de quitter Athènes. Malheureusement une partie des ouvrages d'Aristote et de Théophraste fut perdue, comme on sait (Voir Saint-Lager : *Histoire des herbiers*, 1885, p. 7 ; *Recherches historiques sur les mots « plantes mâles et plantes femelles »*, Paris, 1881, et *Réforme de la nomenclature botanique*, Paris, 1880, *passim*). Je recommande particulièrement la lecture de ce dernier ouvrage, dont l'intérêt scientifique est considérable.

1 Dioscoride ne peut être considéré comme un auteur tout à fait original. Il a emprunté beaucoup à divers auteurs grecs dont les ouvrages sont presque entièrement perdus et notamment à Cratevas, dans lequel ont aussi beaucoup puisé Pline et Galien (Voir pour l'indication des fragments qui subsistent de Cratevas : Costomiris, *Gaz. méd.* de Paris, 1889, n° 37). Cependant il a lui-même herborisé en différents pays et a généralement écrit en parfaite connaissance de cause. On n'en saurait dire autant de Pline, qui, traduisant des ouvrages grecs sans être ni botaniste ni médecin, a commis quelques grossières erreurs (Voir *Histoire des herbiers*, p. 9, et *Réforme de la nomenclature botanique*, p. 49).

2 *Réforme de la nomenclature botanique*, p. 8 et suivantes. — Le tableau dressé par le docteur Saint-Lager renferme toutes les plantes citées par Théophraste, Dioscoride et Pline, huit cents environ. Celles dont ce savant n'a pu établir, si je puis m'exprimer ainsi, l'*état civil*, sont au nombre de vingt-quatre seulement.

ou de poulet. J'ai cru d'abord avoir trouvé dans cette préparation un remarquable essai de thérapeutique rationnelle; mais la lecture de Pline m'a désabusé : J'y ai appris qu'on faisait manger du foie aux malades atteints d'affections hépatiques et de la cervelle à ceux qui avaient quelque maladie de la tête. Il ne faut donc pas être trop surpris de voir traiter les maladies de l'estomac avec une sorte de vin de pepsine.

Dioscoride décrit la préparation de l'oxymel scillitique, de l'eau ferrée obtenue par l'immersion dans l'eau d'un fer chauffé au rouge, de l'huile de ricin, etc.; il mentionne un bon nombre de substances minérales, l'arsenic, le cinabre, le pétrole, etc.[1]; mais, en somme, de son temps les véritables agents médicamenteux étaient presque tous empruntés au règne végétal. Chaque herbe passait pour avoir une vertu spéciale, le plus souvent imaginaire. — Les végétaux exotiques étaient apportés à Rome dans des magasins tenus par l'État; malgré cela, au rapport de Galien, les falsifications n'étaient pas rares. Quant aux plantes indigènes, on se les procurait auprès des *rhizotomes*, herboristes ambulants qui en faisaient la cueillette, ou bien chez les *pharmacopoles*, industriels qui cumulaient les métiers de droguiste, de parfumeur et de magicien. La pro-

[1] Il donne même des détails de métallurgie et bon nombre de recettes diverses non médicinales, pour fabriquer l'encre, diverses couleurs et des parfums, notamment le kiphi, parfum sacré des Égyptiens, sur lequel notre collègue M. Loret a publié une si intéressante étude et qu'il a pu préparer avec le concours de M. Fournie, pharmacien en chef des hôpitaux de Lyon (*Bulletin des travaux de l'Université de Lyon*, 1888, tome I, p. 212).

fession de pharmacien n'existait pas en tant que profession spéciale : les médecins préparaient leurs drogues eux-mêmes.

§ II. — Les charlatans de toute sorte, vivant de l'exercice de la médecine, abondaient à Rome. Pline en cite un qui fit une grosse fortune en traitant ses malades par l'astrologie. A cela rien d'extraordinaire : on a vu, je crois, des charlatans même au dix-neuvième siècle. Occupons-nous seulement des médecins.

Ils appartenaient, en général, à une secte, et il y en avait plusieurs, notamment celles des Dogmatiques, des Pneumatiques, des Éclectiques, des Empiriques et des Méthodiques. Pour ne pas lasser votre patience, je ne parlerai que des deux dernières, qui étaient les plus réputées.

La secte des Méthodiques fut constituée à Rome dans le premier siècle de notre ère; celle des Empiriques était née en Grèce plus de huit cents ans auparavant. Les premiers Empiriques furent Sérapion et Philinos, ce dernier disciple du célèbre Hérophile d'Alexandrie, qui partage avec Érasistrate la gloire d'avoir fondé l'anatomie[1].

Hérophile fut un novateur, non seulement en anatomie, mais en thérapeutique : un des premiers il usa

[1] Les Empiriques dont il est question n'ont rien de commun avec les vulgaires empiriques qui ont existé de tout temps. Il s'agit ici d'une École philosophique, opposée à celle des Dogmatiques, et qui avait sa raison d'être dans les excès d'explications hypothétiques de ces derniers. Leur doctrine n'est pas acceptable pour nous; mais les attaques qu'ils portaient à leurs adversaires les Dogmatiques sont au fond assez justifiées.

de formules compliquées dans le but de trouver un spécifique à chaque symptôme. Tous les Empiriques le suivirent dans cette voie. Ignorants de toute physiologie et de toute pharmacodynamique, ils sont excusables d'avoir poursuivi cette chimère.

Les Empiriques posaient en principe que la recherche de la cause des maladies est oiseuse et qu'il suffit, pour les traiter, de leur appliquer les remèdes que l'observation a reconnus efficaces. Vu l'état rudimentaire de la science médicale d'alors, les causes réelles des maladies leur échappant dans le plus grand nombre des cas, cette doctrine était, en principe, sinon admissible, au moins soutenable. Malheureusement ils en poussèrent à l'extrême les conséquences, et, négligeant toute investigation dans le domaine de la pathologie, ils se contentèrent de chercher à l'aventure des remèdes.

Jugeant avec raison qu'il n'était pas facile de trouver, dans un cas donné, le remède qui convient, les Empiriques d'Alexandrie eurent une idée géniale, celle d'associer un grand nombre de drogues ensemble et d'en faire une panacée. Ils espéraient qu'un, au moins, des principes qui entraient dans la composition de leur mixture irait à son adresse et qu'ainsi le hasard viendrait au secours de l'ignorance du médecin [1].

[1] Le roi Mithridate avait eu la même idée : passant sa vie à essayer sur des criminels, et sur lui-même, l'action de tous les poisons et contre-poisons connus — singulier délassement royal, — il avait fini par composer un électuaire qui portait son nom et qui acquit une grande célébrité. — Pompée, après sa victoire, fit saisir et traduire la recette de la fameuse drogue pour l'apporter à Rome.

Andromaque, archiatre de Néron, imagina de perfectionner la panacée des Empiriques ; il y fit entrer soixante-dix substances, parmi lesquelles des vipères sèches. Un certain Xénocrate — Galien l'affirme — voulut même y introduire de la chair humaine! Telle est la drogue monstrueuse à laquelle on donna le nom de thériaque, et qui, débarrassée, il est vrai, de quelques-uns des éléments qui la souillaient, traversa les siècles sans rien perdre de sa popularité. Il y a moins de cent ans, elle était préparée, en France, publiquement et en grande cérémonie [1]. Tout récemment encore, elle avait sa place marquée dans l'officine des pharmaciens, et il se trouvait des médecins pour la prescrire!

Outre la thériaque, qui était le type du genre, les Empiriques employaient beaucoup d'autres médicaments composés, et, il faut bien le reconnaître, quelques-unes des associations qu'ils réalisaient n'étaient pas tout à fait irrationnelles : ainsi ils mélangeaient les narcotiques, qu'ils regardaient comme froids — et qui le sont en réalité, puisqu'ils dépriment la température, — avec des principes qu'ils jugeaient être chauds,

[1] A Paris, la Compagnie des Apothicaires exposait pendant quinze jours les substances entrant dans la composition de la thériaque et procédait à sa confection en présence de magistrats et de délégués de la Faculté. Il en était sans doute de même dans les principales villes. Pour Lyon, j'ai eu communication, grâce à l'extrême obligeance de mon savant collègue le professeur Lacassagne, d'un certificat daté de 1733, attestant la bonne préparation de la thériaque, et signé par les médecins les plus considérables de notre ville. Elle renfermait alors soixante-quatre substances, parmi lesquelles, naturellement, la chair de vipère, qui figurait en troisième ligne. Cet intéressant document appartient au vénérable doyen de la pharmacie lyonnaise, M. Guillermond.

par exemple des aromates. Mais le plus souvent les médicaments qu'ils réunissaient juraient de se trouver ensemble. Chaque Empirique célèbre avait ses formules plus ou moins baroques et compliquées.

§ III. — On dit que la secte des Méthodiques fut fondée par Thémison[1]; mais, pour bien comprendre le Méthodisme, il faut connaître la doctrine de son maître, Asclépiade, qui procède, comme l'a bien mis en lumière notre distingué collègue, M. Bertrand[2], de celle des Épicuriens.

Asclépiade[3], qui, à son arrivée à Rome, commença par professer la rhétorique, s'adonna à la médecine sans études préalables, mais servi par une vive intelligence et une merveilleuse habileté. Ignorant l'anatomie, il emprunta à Épicure l'idée des vides et des atomes et se représenta le corps comme un agrégat de molécules (plus matérielles que les atomes de Démocrite) laissant entre elles des interstices ou pores, dans lesquelles se mouvaient perpétuellement des particules

[1] Thémison de Laodicée vivait dans le premier siècle de notre ère. Ses ouvrages sont perdus. Nous ne connaissons sa doctrine que par Cœlius Aurelianus. Il passe pour avoir le premier employé les sangsues.

[2] Alexis Bertrand : Histoire de la philosophie chez les médecins (*Revue scientifique*, 1881, 1er semestre, p. 140).

[3] Asclépiade de Bithynie n'a rien de commun que le nom avec la famille des Asclépiades. C'est l'auteur du fameux précepte : *Guérir sûrement, promptement et d'une manière agréable*. En fait, il s'étudiait à flatter les goûts de ses clients, et traitait les maladies chroniques par le régime, l'exercice, les voyages et les spectacles. Quant aux malades atteints d'affections aiguës, l'agrément qu'il leur promettait n'était pas toujours sans mélange : guidé par une théorie assurément erronée, il laissait les fébricitants souffrir de la soif, et les empêchait de dormir, « afin, disait-il, que l'excès d'incitation amenât une débilité favorable ! »

plus petites, matériaux du sang et des humeurs, et d'autres plus subtiles encore qui formaient la chaleur et les esprits. — La santé dépendait du rapport existant entre les pores et les particules plus ou moins ténues qui devaient les parcourir. Ce rapport pouvait être modifié par un changement de volume, soit des particules mobiles, soit des pores eux-mêmes. Il admettait aussi comme troisième cause de la maladie la confusion des humeurs et des esprits. C'était, comme on le voit, une doctrine assez embrouillée.

Thémison la simplifia. Il en rejeta la partie humorale et ne retint que l'idée du relâchement et du resserrement des pores. En conséquence il rangea toutes les maladies en deux classes : celles où ils étaient *resserrés* (l'apoplexie, les convulsions, le vertige, la jaunisse, etc.), et celles où ils présentaient l'état contraire. Il traitait les premières par la saignée, les onctions huileuses sur la peau et l'exercice ; les secondes par l'eau froide et les décoctions astringentes.

Mais ce qui caractérisait le Méthodisme, c'était, dans le traitement des maladies chroniques, une règle quasi invariable, et qui avait pour but d'obtenir la *métasyncrise* ou *reconstitution* de l'organisme. Cette métasyncrise est décrite par Cœlius Aurelianus, qui, comme on sait, n'a fait que traduire en latin les écrits de Soranos, un des plus grands cliniciens de l'antiquité. Voici, comme exemple, comment on y procédait pour la cure du mal de tête :

Tout d'abord, abstinence de trois jours; onctions sur la tête avec de l'huile et quelques sucs de plantes, telles que le plantain et la chicorée. Si le mal de tête était très fort, on pratiquait une saignée, mais seulement après le troisième jour. Le jour suivant on accordait au malade un tiers de ration (pain et citrouilles); puis deux tiers de ration (pain, œufs et petits oiseaux); enfin la portion entière (pain et chair de porc).

Si le malade n'était pas guéri, on commençait un troisième cycle, qui comprenait un premier jour d'abstinence, un deuxième avec un tiers de ration, un troisième avec deux tiers de ration (lièvre ou chevreuil), et un quatrième avec ration entière (porc salé[1] et aromates). Le mal résistait-il? — Nouveau cycle dans lequel on insistait sur les mets suivants: becfigues avec des olives, mais sans ail, sardines, thon, etc.; le cycle était de six jours. — Le septième, le malade prenait de la racine de raifort, macérée dans l'hydromel et le vinaigre; puis on passait aux moyens relâchants, énergiques: on faisait vomir le malade à outrance et on le mettait au lit, en l'empêchant de dormir, parce que le sommeil était considéré comme un *resserrant*. On donnait alors de la graine de moutarde macérée dans le vinaigre, du

[1] On remarquera qu'il n'est pas question du bœuf, mais bien du porc comme aliment reconstituant. D'après mon savant collègue, le professeur Cornevin, le bœuf n'était pas une viande de consommation courante. On mangeait sans doute les jeunes animaux, taureaux ou génisses, qui, ainsi que le montre la lecture des poètes, étaient sacrifiés aux dieux; mais l'immense majorité des bovidés étaient élevés non pour la consommation, mais pour les usages agricoles, et conservés jusqu'à la vieillesse, comme on le fait encore en Orient. Dans ces conditions, la viande qu'ils fournissaient était peu appréciée et ne pouvait passer pour un aliment de malades (communication orale).

cresson, de la décoction de thym, d'origan ou d'hysope, etc., etc.

§ IV. — Par ces prescriptions minutieuses touchant le régime, les Méthodiques se flattaient de modifier la constitution : après avoir vidé les pores par l'abstinence, et au besoin par la saignée, ils croyaient avoir le pouvoir, grâce à des aliments plus ou moins succulents, d'améliorer la qualité des humeurs. Telle était l'idée qui guidait les créateurs de cette méthode thérapeutique, assurément originale, et même rationnelle en théorie, mais qu'ils réalisaient d'une manière extrêmement défectueuse. La reconstitution de l'économie n'est pas l'œuvre de quelques jours seulement : une maladie chronique ne peut guérir que lentement et par une thérapeutique et une hygiène longtemps soutenues. Nous aussi nous faisons de la métasyncrise, dans la goutte, dans le diabète et dans beaucoup d'autres maladies ; mais nous ne brusquons rien. Loin de violenter la nature, nous imitons la lente évolution de ses actes, et c'est pas à pas, mais d'une manière sûre, que nous ramenons à la santé le malade docile à nos prescriptions, tandis que les Méthodiques se livraient à des tentatives vaines, et parfois nuisibles, en soumettant leurs patients à une cure que l'on peut appeler intensive, et qui dans certains cas méritait presque l'épithète de brutale.

En effet, si après la série des cycles précédents le mal de tête n'était pas guéri, on rasait la tête du patient à contre-poil, afin de faire rougir la peau du crâne, et on la frottait de nitre. Puis on appliquait, de la nuque au bas du dos, une série de ventouses scarifiées que l'on recouvrait d'un emplâtre adhésif. Celui-ci était ensuite arraché violemment[1]. — Voilà les moyens à l'aide desquels les Méthodiques pensaient relâcher les pores de la tête[2]. Si tout avait échoué, ils envoyaient le malade aux eaux minérales, — procédé assurément trop commode pour n'avoir pas été imité.

Telle était la pratique de Soranos, d'Éphèse, clinicien justement célèbre, et qui fut à Rome le rival heureux de Galien. J'ignore en quoi consistait au juste

[1] Cœlius Aurelianus. — Liber primus. — *De Capitis passione quam Græci cephalæam nominant.*

[2] A côté du traitement du mal de tête, tel que l'avaient institué les médecins méthodiques, il n'est peut être pas sans intérêt de rapporter ici les remèdes que propose Pline. Je les trouve indiqués dans trois passages de l'*Histoire naturelle*. Voici d'abord le principal, que je copie textuellement dans la traduction de Littré :

« On a pour les maux de tête *la tête* d'escargot (voir plus haut, p. 22) prise sur des escargots sans coquilles et encore informes. Il s'y trouve une concrétion que l'on pile pour en faire des frictions sur le front. On a encore le suint, les os de *la tête* d'un vautour portés en amulette, *la cervelle* de cet oiseau avec de l'huile et de la résine de cèdre : on pile la tête avec ce mélange et on en introduit dans les narines. *La cervelle*, cuite, de corneille et de hibou, prise en aliment, produit le même effet. — Si on enferme un poulet, et qu'on le fasse jeûner un jour et une nuit : si celui qui a mal à la tête se soumet à la même abstinence, et qu'il s'attache à la tête les plumes arrachées du cou, ou la crête, il se guérit de son mal. — On traite encore le mal de tête par la cendre de belette, en topique, par un rameau pris au nid d'un milan et placé sous le chevet, par une peau de rat qu'on fait brûler et dont on applique la cendre avec du vinaigre, par le petit os d'une limace trouvée entre deux ornières : on passe ce petit os à travers l'oreille avec une aiguille d'ivoire, ou on le pend au cou dans un sac de peau de chien. Ce remède réussit constamment à beaucoup de personnes. » (Livre XXIX, paragraphe 36.)

Ailleurs il recommande des onctions de suc de chicorée, des frictions avec du serpolet cuit dans l'huile, de l'ail bouilli, de la cendre de corne de cerf, des baies de laurier, *en nombre impair*, broyées dans de l'huile, des feuilles de cyprès, enfin de l'herbe cueillie *sur la tête* d'une statue, etc.

celle du chef des Méthodiques après la mort de Thémison, de ce Thessalos que Galien traite « d'âne et de prince des fous ». — Il se vantait, paraît-il, de faire en six mois toute une éducation médicale, et parcourait les rues de Rome suivi de nombreux élèves racolés parmi les apprentis de tout métier. Si Galien est en cette circonstance un narrateur tout à fait sincère, vous voyez que les disciples des Méthodiques n'étaient pas, comme nos étudiants, l'élite de la société.

Arétée, dont la réputation égalait celle de Soranos, et à qui nous devons d'excellentes descriptions de diverses maladies, notamment de l'angine diphtérique, se sépare des Méthodiques. Sa pratique est, en général, beaucoup plus sage. Néanmoins je lis au sujet de la léthargie cette prescription bizarrement motivée, « qu'il faut placer le malade en pleine lumière, parce que l'essence de la maladie est l'obscurité, et, d'autre part le maintenir au chaud, parce qu'elle est produite par un froid intérieur[1] ! »

§ V. — Voilà, Messieurs, à quelles conceptions puériles et parfois dangereuses s'abandonnaient des hommes, qui, par l'intelligence et le jugement, ne devaient pas être inférieurs à ceux de leurs contemporains, philosophes ou poètes, dont nous admirons à bon droit les œuvres. Ce qui leur manquait, c'était la *vraie* méthode. — Avec Galien commence une ère nouvelle. Avant lui à peine s'il était question de physiologie,

[1] *Aretœus aus Cappadocien*, par Hans Locher, Zurich, 1847, p. 202.

assurément pas de médecine physiologique. Ce grand homme a créé la physiologie et compris qu'elle était la base de notre science. — Le jour où, appliquant un cautère sur le dos, il a guéri une paralysie de la main que d'autres médecins avaient infructueusement traitée par l'application de remèdes sur la main elle-même, ce jour, dis-je, marque une date dans l'histoire de la thérapeutique rationnelle[1].

L'école de Cos, dont le plus illustre représentant est Hippocrate, avait, six siècles auparavant, fondé la médecine d'observation. Mais, faute de connaissances anatomiques, Hippocrate n'observait que l'*extérieur*, et tirait ses indications thérapeutiques des signes les plus apparents : les traits du visage, la langue, le pouls, etc. L'intérieur lui était à peu près inconnu ; et, malgré l'éclat des découvertes anatomiques faites à Alexandrie, la plupart des écoles qui se sont succédé jusqu'à Galien ignoraient, sinon complètement, la structure du corps, du moins n'en tenaient presque pas compte : on a vu que pour les Méthodiques l'organisme n'était qu'une sorte de grosse éponge, avec des pores plus ou moins resserrés; quant aux Empiriques, ils méprisaient systématiquement toute anatomie. — Galien a eu le mérite immense d'essayer de pénétrer le mécanisme intérieur. Cela a été une révolution.

A la vérité, quand on l'examine dans les détails, sa thérapeutique ne semble guère supérieure à celle de ses

[1] Voir sur Galien : Pouchet, *Revue scientifique*, 1881, 1er semestre, p. 612. — Ch. Richet, *id.*, *id.*, p. 126, et surtout Laboulbène, *id.*, 1882, 2e semestre, p. 610 et 685.

devanciers. — Un homme, quelque grand qu'il soit, ne peut s'affranchir complètement des préjugés de son milieu. — Il a cru, à tort, comme l'école empirique, qu'un grand nombre de médicaments était nécessaire. — Nous savons aujourd'hui qu'il suffit d'un très petit nombre, car il n'y a pas une infinité de manières d'agir sur l'économie ou sur la cause du mal. — Si nous nous ingénions à chercher de nouveaux médicaments, ce n'est pas pour augmenter notre arsenal thérapeutique, c'est pour substituer à de vieilles armes des armes perfectionnées : ainsi on n'emploie presque plus la quinine dans les névralgies depuis que j'ai trouvé d'autres médicaments qui agissent mieux encore contre la douleur et n'en ont pas les inconvénients.

Mais, si Galien a commis cette erreur — et bien d'autres, — il a su au moins donner au médecin les préceptes généraux qui doivent diriger sa conduite : « *Détermine*, lui dit-il, *la nature et le siège de la maladie; éloigne les causes qui l'entretiennent; attaque d'abord l'élément principal et combats-en les effets par les contraires; proportionne le remède au mal.* » — Ces principes, qui contiennent en germe la thérapeutique tout entière, Galien les a posés, et c'est un de ses titres de gloire; mais, au temps où il vivait, il lui était impossible de les mettre en pratique. Grâce aux progrès de la médecine, dus aux efforts de nombreuses générations, nous pouvons aujourd'hui les appliquer dans le plus grand nombre des cas, et opérer des cures que les contemporains de Galien eussent considérées comme des miracles. Hippocrate a dit : « *Soulager la douleur est chose divine.* » — Cet acte « divin » est actuellement à la portée du praticien le plus modeste. Nous avons aujourd'hui des aspirations encore plus hautes ; notre objectif est de triompher de la mort, cette grande irréparable.

Jeunes gens qui étudiez la médecine, vous arrivez au bon moment. Il fut un temps, peu éloigné de nous, où la thérapeutique était dédaignée par les médecins les plus célèbres. Tout entiers à l'étude des lésions et des symptômes, ils se préoccupaient trop peu de les traiter. Doutant de l'utilité d'une intervention active, ils érigeaient l'expectation en système ! Aussi voyait-on les maladies s'éterniser pendant des mois. — Ces mêmes maladies, nous les guérissons maintenant en quelques jours. La thérapeutique s'est relevée d'un discrédit aussi injuste que funeste ; elle est remise en honneur, et son enseignement a acquis une légitime autorité. Écoutez les préceptes de vos maîtres. En vous y conformant, vous jouirez de la plus grande satisfaction que puisse éprouver le médecin, celle d'être utile. Quel stimulant dans votre labeur quotidien, souvent pénible, quel réconfort aux heures de lassitude que de pouvoir réaliser l'antique devise de notre profession : « *Guérir souvent, soulager toujours !* »

FIN

LYON. — IMPRIMERIE PITRAT AÎNÉ, 4, RUE GENTIL.

www.ingramcontent.com/pod-product-compliance
Ingram Content Group UK Ltd.
Pitfield, Milton Keynes, MK11 3LW, UK
UKHW021909260726
13966UKWH00006B/1675

9 782011 92494